DE LA
PROPHYLAXIE

ET DU TRAITEMENT

DE LA PHTISIE PULMONAIRE

PAR LES

CLIMATS D'ALTITUDE

PAR

LE DR L. DELIGNY

Membre de la Société de Médecine et de la Société d'Hydrologie médicale
de Paris,

Médecin-Inspecteur des Eaux de Saint-Gervais (Haute-Savoie).

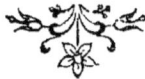

VICHY
IMPRIMERIE WALLON
1886

DE LA

PROPHYLAXIE

ET DU TRAITEMENT

DE LA PHTISIE PULMONAIRE

PAR LES

CLIMATS D'ALTITUDE

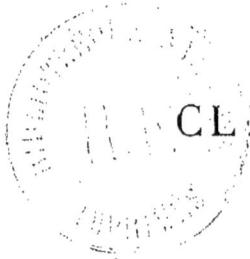
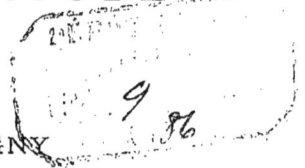

PAR

LE DR L. DELIGNY

Membre de la Société de Médecine et de la Société d'Hydrologie médicale
de Paris,

Médecin-Inspecteur des Eaux de Saint-Gervais (Haute-Savoie).

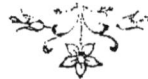

VICHY

IMPRIMERIE WALLON

1886

Nous avons cru utile de résumer, dans cette courte étude, les observations que nous avons pu faire depuis trois années, dans les montagnes de la Haute-Savoie, relativement à l'influence du climat de montagne sur la marche de la phtisie pulmonaire. Nous avons pu suivre l'évolution de l'affection tuberculeuse chez un certain nombre d'habitants de montagne, qui, après avoir émigré vers la plaine, sont revenus tuberculeux à leur pays natal, et aussi chez des habitants de la vallée qui, tuberculeux, étaient venus se fixer dans des villages à diverses altitudes. Chez quelques uns, nous avons constaté l'heureuse influence, bien manifeste, de l'habitat de montagne ; chez d'autres, nous avons vu survenir des accidents attribuables à ce même habitat, et notre attention s'est portée sur les conditions qui produisent des résultats si différents.

C'est sur ce point que nous avons surtout insisté, après avoir brièvement exposé l'état de la question et étudié l'action physiologique de l'air des altitudes.

DE LA PROPHYLAXIE

ET DU

TRAITEMENT DE LA PHTISIE PULMONAIRE

PAR LES CLIMATS D'ALTITUDE

I. — *Historique.*

S'il est un point sur lequel les opinions des auteurs et des médecins actuels diffèrent de celles qui régnaient il y à 25 ou 30 ans, c'est assurément celui qui concerne le traitement climatérique de la tuberculose pulmonaire.

Des deux éléments météorologiques qui entrent dans la composition d'un climat, la température et l'altitude, le premier seul préoccupait autrefois les médecins, et ce n'est guère que depuis l'année 1858, époque à laquelle Mühry publia le premier travail d'ensemble sur la fréquence de la phtisie suivant les altitudes, que cette intéressante question a pris l'importance qu'elle mérite. — Les travaux de Schnepp (Archives de médecine 1865), de Weber de Londres (1865-67-69), les écrits de Küchenmeister (1868-69-70), de M. Gouraud (1872), les

premiers essais de Brehmer en 1869, les études de
MM. Guilbert, Jourdanet et Lombard, apportèrent à la
question de nombreux et intéressants documents. Sous
l'influence de ce courant d'idées, deux médecins suisses,
MM. Spengler et Ungern, et un allemand, M. Kuchen-
meister, inaugurèrent la méthode de phtisiothérapie par
le séjour des hautes altitudes. — Comme Brehmer,
mais avec cette différence que leurs sanatoria étaient à
de bien plus hautes altitudes, ils conseillèrent la résidence
fixe hiver comme été.

Cette méthode, en résumé, n'était pas nouvelle, car, au
dire de Lebert, Galien lui-même envoyait déjà les tuberculeux sur les hauts sommets qui s'élèvent entre le golfe
de Naples et le golfe de Palerme, et depuis bien des
années, au Pérou et dans les Indes anglaises, les médecins envoient les phtisiques aux sanatoria de montagnes,
sur les pentes de l'Himalaya.

Cette question, si intéressante, a été, dans ces derniers
temps, l'objet de discussions aux Congrès d'Amsterdam
(1879), de Londres (1881), de Genève ; la nouvelle méthode y a trouvé des partisans et des adversaires.

En dehors des climatologistes, les auteurs qui ont
écrit sur la phtisie pulmonaire ont diversement apprécié
cette méthode de traitement.

H. Lebert, dans son Traité clinique de la phtisie pulmonaire, conseille surtout le séjour des altitudes comme
moyen prophylactique ; M. Peter (leçons cliniques) formule aussi une opinion favorable, non seulement au
point de vue prophylactique, mais encore comme moyen
de traitement de la phtisie à forme lente. Dans son ouvrage sur le traitement de la phtisie, et dans ses leçons
cliniques, M. Jaccoud s'est déclaré partisan des climats
d'altitude et a précisé leurs indications.

Le docteur J. Henry Bennet, dans son travail sur la
phtisie (1874), se montre moins favorable ; il considère

ces idées nouvelles comme étant une conséquence exagérée des idées vitalistes modernes, professées surtout par l'école allemande.

Avec la fin de 1882, arrive la découverte de Koch, et, sous l'influence de cet avénement de la doctrine microbienne de la tuberculose, M. le professeur G. Sée écrit le chapitre du traitement climatérique de son important ouvrage sur la phtisie bacillaire des poumons.

Selon lui, la question est claire, et il ne s'agit que d'interprêter les notions que nous possédons, relativement aux climats d'altitude, par la doctrine moderne de la microbiose. « Si on se place à ce point de vue, dit-il, qui est « le seul vrai, on verra disparaître les profondes diver- « gences qui se sont produites entre les partisans tradi- « tionnels des climats chauds, et les promoteurs des alti- « tudes. Il n'y aura même plus à tenir compte de ces doc- « trines fantaisistes qu'on professe sur la nature plus ou « moins torpide, plus ou moins éréthique, des diverses « phtisies, et qui entraînent les malheureux phtisiques, « les torpides vers les pôles, les phtisiques animés vers « l'équateur. Ces discussions byzantines prendront fin si « nous parvenons à prouver que la phtisie est une, qu'elle « est parasitaire, et que la climathérapie doit avoir pour « but de détruire le bacille, ou bien d'empêcher le para- « site de se développer et de s'introduire dans les voies « respiratoires, ou bien, s'il existe, de pulluler dans les « bronches et de se répandre par le sang dans les « organes. »

Plus loin, le savant clinicien ajoute : « En démêlant le « bacille, cause unique et indéniable de la phtisie, au sens « de la matière tuberculeuse, et en l'isolant, la méthode « micro-chimique ouvre à la thérapeutique de la tuber- « culose une voie nouvelle et féconde en applications « pratiques. L'atmosphère étant le milieu naturel des « microphytes, la logique assignait la première place aux

« climats dans la hiérarchie thérapeutique. Or, l'obser-
« vation ayant montré que les microbes disparaissent à
« 1,800 mètres d'altitude, et que leur présence, dans
« l'air marin, était combattue par l'action antiseptique des
« substances bromo-iodurées, l'indication thérapeutique
« se trouve naturellement acquise aux climats de hau-
« teur (Engadine) et aux stations maritimes. »

On ne saurait s'étonner de ce que ces conclusions
n'aient pas été admises, par tous, sans réserves. M. de
Pietra-Santa, dans plusieurs articles du Journal d'Hygiène, a revendiqué, avec juste raison, pour les notions
acquises par les études antérieures, toute l'importance
qu'elles méritent, et d'autres auteurs ont également sou-
tenu la même thèse.

« La doctrine microbienne de la tuberculose, a écrit
« M. Daremberg, n'entre en aucune façon en lutte avec
« la médecine traditionnelle. Elle n'oublie pas qu'à côté
« des maladies il y a surtout des malades, qui moulent la
« matière morbide selon leurs dispositions héréditaires
« ou acquises, et que la thérapeutique doit poursuivre
« les mille indications fournies par la connaissance des
« terrains pathologiques si variables, sans chercher à se
« conformer à des méthodes immuables. Elle sait que
« s'il ne suffit pas d'un microbe pour faire un tubercu-
« leux, il ne suffira pas d'une hygiène ou d'une théra-
« peutique anti-microbienne pour détruire la tuber-
« culose. »

Revenant à la question dans ses leçons cliniques à la
Pitié (1884), M. Jaccoud maintient les indications et les
contre-indications de l'emploi du climat d'altitude, telles
qu'il les avait formulées avant la découverte du bacille
tuberculeux.

« La doctrine bacillaire, dit-il, n'empêche pas de
« compter avec l'état constitutionnel qui crée la disposi-
« tion à la maladie, et l'importance pathogénique de cet

« état est proclamée par les plus fervents partisans de la
« doctrine. J'ai montré que la maladie tuberculeuse, en-
« visagée en elle-même, exige toujours les stations élevées,
« mais que, dans bon nombre de cas, les conditions inhé-
« rentes au malade empêchent de recourir à ce traite-
« ment héroïque, en raison des effets spéciaux qu'exer-
« cent sur l'organisme l'air raréfié et le climat rigoureux. »

Il est nécessaire de citer textuellement, parce qu'il
nous a paru que, dans leurs écrits, les adversaires des
climats d'altitude, ne tenaient pas compte de ces réserves
si précises (1).

Aussi longtemps que l'état du malade et de la maladie
permet de négliger les indications contradictoires qu'il
formule avec soin, M. Jaccoud conseille les climats de
montagne, en subordonnant leur puissance, c'est-à-dire
leur degré d'altitude, aux conditions individuelles, et il
conclut : « que ces climats sont, sans réserves, ceux de la
« période prophylactique et de la période initiale de la
« phtisie commune. »

La question ainsi limitée n'est pas certainement aussi
absolument contraire aux idées ayant cours jusqu'alors
et à la médecine traditionnelle. Bien définir les indications et les contre-indications de l'emploi des climats d'altitude dans le traitement de la phtisie des poumons est
chose essentielle, et, pour cela, il faut étudier les pro-
priétés et l'action du climat d'altitude.

---

(1) On a écrit des critiques concernant le traitement climatérique
de la phtisie par les altitudes, en désignant les climats d'altitude sous
le nom de *climats froids*. Cette désignation n'est pas exacte, et surtout
n'est pas complète ; ce n'est pas seulement par l'abaissement de la température qu'agissent les climats froids, mais encore par la diminution
de pression atmosphérique, par l'augmentation de la proportion
d'ozone, etc.

II. — *Le climat d'altitude*.

Diverses opinions ont été émises concernant l'action du climat d'altitude, et sur l'organisme entier du malade, et, en particulier, sur les organes respiratoires et sur les lésions pulmonaires du tuberculeux ; ces opinions sont étayées sur les observations physiologiques qui ont été faites.

MM. Bert, Jourdanet et Lombard, ont attribué à la diminution de la quantité d'oxygène dans l'air des hauteurs, et, par conséquent, d'oxygène respiré, l'influence favorable des altitudes sur la phtisie ; ils ont assimilé son action à celle d'une sorte de *diète respiratoire*. Déjà, en 1861, Sales-Girons avait appliqué cette méthode de diète respiratoire au traitement des affections pulmonaires. Dans un travail, qui fut l'objet d'un rapport de Bouillaud, à la séance du 2 janvier 1861, de l'Académie de Médecine, il établissait que l'oxygène est l'âme des tissus sains et l'ennemi des tissus lésés, qu'il est, non pas la cause primitive, mais la cause d'exaspération et d'entretien des lésions respiratoires. Il racontait que, avant lui, Beddœns, praticien anglais, avait passé sa vie à faire la guerre à l'oxygène, mauvais pour les affections pulmonaires.

La quantité d'oxygène de l'air diminue-t-elle avec l'altitude ?

Nous ferons remarquer en passant, que, si ce fait était prouvé, ce serait une circonstance défavorable pour la théorie microbienne, une circonstance favorable au développement des microbes.

Mais ce fait n'est pas prouvé. Cette assertion a été combattue par MM. Mermod (1) et Marcet (2); il résulte des expériences du docteur Mermod que la moyenne de l'acide carbonique expiré est plus élevée à l'altitude de 1,200 mètres, qu'à celle de 142 mètres, et que ce résultat est obtenu sans accélération de la respiration. Nous devons ajouter, cependant, que cette exagération de l'acide carbonique expiré a été attribuée par MM. Forel et Lombard (3), à une suractivité fonctionnelle de la respiration, de la digestion et du mouvement. La question n'est donc pas résolue.

D'autres auteurs, MM. Hanot et William, pensent que l'air des altitudes élargit la poitrine et augmente la capacité pulmonaire, parce que, en raison de la diminution de pression, l'homme des montagnes respire plus à fond. On a fait observer que, dans la plaine, une partie seulement du poumon fonctionne, et que le sommet reste à peu près inactif, ce qui l'expose davantage aux lésions.

Enfin, Weber et Wilson Fox ont invoqué la pureté de l'air des altitudes, et d'autres ont mis en avant l'abaissement de température, l'augmentation d'ozone, l'électricité, etc.

M. G. Séc admet l'antimicrobiose de l'air des hauteurs, à partir d'une certaine altitude, antimicrobiose qui résulte de l'abaissement de température, de la diminution de pression, de l'augmentation de la proportion d'ozone.

Depuis les premiers travaux de M. Pasteur, en 1868, de Weber et de Yeo Cliffort Albutt, en 1869, depuis surtout l'année 1870, où le docteur anglais Maddox aborda l'étude systématique de la micrographie aérienne

---

(1) Nouvelles recherches sur l'influence de la dépression barométrique. Lausanne 1877.

(2) Bulletin de la Société médicale de la Suisse Romande, 1868.

(3) Société médicale de la Suisse Romande, 1874.

et introduisit dans les procédés et dans les appareils, des perfectionnements qui permettent de doser les microbes de l'air comme on calcule le poids des éléments gazeux qui composent l'atmosphère ; depuis cette époque, l'analyse de l'air des altitudes et de l'air marin a été l'objet de nombreuses et bien intéressantes recherches, faites par M. de Freudenreich, en Suisse, et par M. Miquel, à l'observatoire de Montsouris.

Nous ne pouvons, à cette place, entrer dans le détail des recherches faites par ces deux savants; nous nous bornerons à en indiquer les résultats concernant l'air des altitudes et l'air marin. (Voir annuaire de l'Observatoire de Montsouris, 1884.)

Dans de l'air recueilli sur les montagnes des Alpes, à des altitudes variant entre 2,000 et 4,000 mètres, M. de Freudenreich n'a trouvé que deux bactériens (un bacille et un micrococcus), pour 2,000 litres d'air analysés. Au contraire, à Berne, par le même procédé, il a trouvé des centaines et même des milliers de bactéries, par mètre cube d'air. Ces expériences répétées avec de l'air recueilli dans d'autres régions de montagne, donnèrent les mêmes résultats.

Enfin, dans une analyse de l'air recueilli au sommet du Gurten, dont l'altitude ne dépasse celle de Berne que de 323 mètres, le même observateur ne trouve aucune bactérie dans 30 litres d'air analysés, tandis que, au même moment, l'air de Berne en contenait 3 à 400 par mètre cube.

D'autre part, M. Miquel, dans l'air marin recueilli par le commandant Moreau, pendant une traversée de Bordeaux à Rio-de-Janeiro, ne trouva qu'une moyenne de 5 à 6 bactéries par 10 mètres cubes d'air, chiffre mille fois plus faible que celui trouvé à Montsouris, pour un volume d'air équivalent.

M. Miquel conclut de ses recherches qu'un rôle épura-teur considérable appartient aux Océans, et, par suite, aux vents qui les traversent. « La mer, dit-il, possède la « double faculté d'engloutir sans retour les microbes de « l'air et de restituer aux continents, dans un état de « pureté presque absolue, l'atmosphère qui a voyagé « quelque temps à sa surface. » (Annuaire de l'observa-toire de Montsouris, 1884.)

Que l'air marin puisse épurer l'atmosphère en raison des substances bromo-iodurées dont il est saturé, cette hypothèse est admissible, d'autant plus que M. Miquel a prouvé que l'air de la cale des navires, quoique confiné, contient une plus faible proportion de germes qu'un autre air, dans des conditions identiques. Mais peut-on en dire autant de l'air des altitudes? — On peut attribuer à deux causes sa pauvreté en bactéries: à son renou-vellement, à l'absence d'agglomération d'habitants. Il faudrait savoir ce que devient l'air atmosphérique à Da-vos, par exemple, ou à Saint-Moritz, où se trouvent réunis, vivent et respirent beaucoup de phtisiques; en un mot il ne faut pas seulement prouver la pureté de l'air, il faut prouver son antimicrobiose, et l'absence de microbes sur les hauteurs ne démontre pas plus cette propriété antimicrobique, que la rareté des tuberculeux dans les montagnes ne démontre, comme on l'a prétendu, la valeur curative de leur habitat.

Cependant les observations de M. Miquel ont fait connaître des faits du plus grand intérêt, et dont il faut tenir compte. Recherchant les causes qui font varier le nombre des microbes contenu dans l'air d'une même ré-gion, il a observé que les crises de bactéries atmosphé-riques paraissent se produire généralement sous l'in-fluence de *hautes pressions*, le plus souvent en été sous l'influence de la *chaleur*. et enfin sous l'influence de la *diminution de l'ozone*. Or, ces observations expliqueraient non-seulement la pureté de l'air des hauteurs, mais encore, sinon son antimicrobiose, du moins la difficulté pour les germes d'y vivre et d'y pulluler. En effet, l'air des altitudes se caractérise par une *diminution de pression,* un *abaissement de température,* une *augmentation de l'ozone.* Voilà des faits intéressants et dont l'étude est à poursuivre.

Quoi qu'il en soit de cette question, l'air des hauteurs traduit son action par des effets physiologiques qui ont été observés chez l'homme sain, et qu'il est rationnel d'utiliser chez l'homme malade, et, en particulier, chez le phtisique.

L'abaissement de la pression accélère les battements du cœur, mais cet effet n'est que passager, disparaît en quelques jours, souvent même en quelques heures, et, (nous insistons surtout sur ce point) ne se produit, chez l'homme malade comme chez l'homme sain, que lorsque la transition d'un climat de plaine à un climat d'altitude élevée, a été trop brusque. C'est là un fait qu'on n'a pas signalé et qui est constant dans toutes nos observations.

La circulation est modifiée; il se produit un afflux sanguin à la périphérie, une turgescence des capillaires cutanés, se traduisant par la coloration plus vive des muqueuses (bouche, langue). De cette excitation périphérique, résulte une anémie des viscères, légère, et qui ne se traduit que par des symptômes favorables : les fonctions cérébro-spinales sont plus actives, plus faciles, la respiration plus aisée, la puissance locomotrice est accrue (Jaccoud).

La raréfaction de l'air produit l'augmentation de fréquence de la respiration, mais elle est en même temps plus ample, plus profonde; il en résulte une augmentation de la force des muscles respiratoires.

M. Peter a insisté sur l'activité de l'hématose et sur celle du fonctionnement respiratoire, qui est à son maximum, et il explique par ces causes, la raison physiolo-gico-pathologique de l'immunité phtisique des altitudes.

La circulation pulmonaire est aussi soulagée par l'afflux sanguin péryphérique et l'anémie des viscères, aussi voit-on se dissiper les congestions préexistantes et dispa-raître la tendance aux hémorrhagies pulmonaires, parce que les poumons participent à cette anémie des viscères. (Jaccoud) (1).

En même temps, l'appétit est meilleur, les digestions sont plus faciles, donc, action générale reconstituante marquée.

Les effets de l'air de montagne que nous venons de citer, sont en rapport avec l'altitude plus ou moins élevée du lieu; au-delà d'une altitude moyenne ces modifica-tions fonctionnelles physiologiques peuvent devenir des accidents pathologiques, que l'on a décrits sous le nom de *mal de montagne*, mais dont nous n'avons pas à nous occuper.

Cette étude des effets physiologiques de l'air et du cli-mat d'altitude va nous permettre maintenant d'étudier ses applications au traitement de la phtisie des poumons.

Nous devons cependant citer encore une qualité du climat d'altitude, qui, en ce qui concerne les phtisiques, a une certaine importance; nous voulons parler de sa *stabilité thermique*. Il est incontestable que l'inconstance thermique, si elle ne peut pas, à elle seule, produire la

---

(1) M. Lagneau a rapproché cette stimulation de la peau, par l'air vif et excitant des montagnes, de celle signalée par Duchesne chez de jeunes phtisiques, qui guérirent en montant comme chauffeurs ou mé-caniciens sur les locomotives. (Duchesne. Influence des chemins de fer sur la santé, 1857).

L'air fréquemment renouvelé, comme l'est l'air des montagnes par les courants aériens qui vont de leur sommet à leur base, et *vice versa*, semble être non-seulement le meilleur prophylactique, mais il est aussi pour quelques médecins, Bennet en particulier, le meilleur curatif.

phtisie, en favorise le développement, et surtout est, pour cette maladie, une condition d'aggravation et d'évolution rapide. Ce qu'il faut à un climat de phtisiques, comme l'a dit Fonssagrives, c'est: 1° une moyenne hibernale assez élevée et une moyenne estivale modérée; 2° l'absence de vicissitudes thermologiques et hygrométriques brusques et étendues. Ces conditions, on les trouve dans les montagnes, dans les altitudes variées des Cévennes, des Alpes ou des Pyrénées.

III. — Des indications et contre-indications du climat d'altitude dans le traitement de la tuberculose pulmonaire.

Tout d'abord, une question se présente, que n'ont pas abordée les auteurs qui ont cru pouvoir ériger l'habitat de montagnes, en méthode générale de traitement de la phtisie pulmonaire.

L'air d'altitudes n'est-il pas susceptible de produire, dans certains cas, et en l'absence même de toute lésion pulmonaire ou cardiaque, des troubles de l'organisme qui empêchent l'acclimatement du sujet?

De nombreux faits que nous avons observés, nous permettent d'affirmer que certains sujets, habitant ordinairement la plaine, ne peuvent séjourner à de certaines altitudes, et ces faits sont d'autant plus probants, que nous les avons observés à une altitude moyenne ne dépassant pas 1,000 mètres.

Chez des sujets très nerveux, impressionnables, et surtout chez des femmes, nous avons vu l'habitat de montagne produire des phénomènes d'excitation, consistant en une sorte d'ébriété, en vertiges, insomnie ou sommeil troublé par des rêves, besoin continuel de marcher, crises de rires et de larmes; chez d'autres, se traduisant par de l'abattement, de la somnolence, une sensation de lassitude extrême. Chez certains ces troubles disparaissent au bout de quelques jours; chez d'autres, ils persistent tant que dure l'habitat dans la montagne. Dans une étude, concernant tout spécialement cette question, nous avons cité plusieurs observations de ce genre (1).

Cette particularité est utile à connaître, car quand l'accoutumance ne s'établit pas, l'habitat d'altitude devient impossible.

— Lorsque la tuberculose pulmonaire est imminente chez un sujet, quelle est l'indication climatérique? Ce sont, dans tous les cas, pour MM. Sée et Jaccoud, les climats d'altitude qui doivent avoir la préférence, comme moyen prophylactique. A ce propos, on a mis en avant bien des arguments en faveur de l'habitat d'altitude, et, en particulier, l'immunité phtisique, la rareté de la tuberculose pulmonaire chez les habitants des montagnes. La rareté de la tuberculose chez les montagnards n'est que relative, croyons-nous, et résulte du peu de densité de la population des hauts sommets et des difficultés de communications qui produisent en quelque sorte l'isolement de ces populations. En Savoie, par exemple, de vieux médecins du pays nous ont dit qu'avant l'annexion de ce pays à la France, la phtisie était rare parce que les agglomérations, les villages, avaient peu de rapports avec les grands centres de population, avec les villes; mais que, depuis la construction de routes et de lignes ferrées, il n'en est plus ainsi. Beaucoup d'habitants des montagnes émigrent vers les grandes villes, beaucoup y deviennent phtisiques et reviennent mourir au pays où ils propagent la tuberculose.

_____

(1) De quelques phénomènes produits par l'air de montagne.

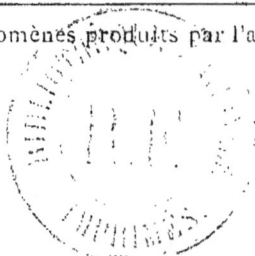

Mais, sans invoquer l'immunité phtisique des altitudes, on peut comprendre leur utilité comme méthode prophylactique de traitement, en étudiant comme nous l'avons fait, l'action physiologique du climat de montagne, et nous n'insisterons pas davantage sur ce point. Mais nous signalerons surtout la nécessité du séjour prolongé dans la montagne. On ne saurait obtenir un bon résultat par un habitat de quelques semaines dans la montagne, comme on le fait trop souvent.

— Lorsque la tuberculose pulmonaire est confirmée, lorsqu'elle est en évolution, quelles sont les indications du traitement d'altitude ? Cette question a été supérieurement traitée, dans tous ses détails, par M. le professeur Jaccoud, et les observations nombreuses que nous avons pu faire depuis trois ans, nous ont toujours prouvé la nécessité d'observer les règles qu'il prescrit, et les dangers, les accidents qui résultent de leur non-observation.

Il est un point que M. Jaccoud signale tout d'abord, c'est la nécessité de la *possession préalable de l'accoutumance de l'air des hauteurs*. Nous en avons déjà parlé, en étudiant l'action physiologique de l'air des altitudes, mais ce point prend encore une plus grande importance quand il s'agit d'un sujet atteint de lésions pulmonaires.

On n'envoie pas impunément un malade à lésions pulmonaires, brusquement et sans transition, d'une altitude de 200 mètres, par exemple, à une altitude de 1800 à 2000 mètres, du climat de Paris au climat de St-Moritz, et le danger est d'autant plus grand que le malade est plus sujet à des poussées inflammatoires.

Le docteur Bennet, dans sa remarquable étude sur la phtisie pulmonaire, a cité des exemples à l'appui de ce fait, et nous avons aussi observé plusieurs cas dans lesquels l'inobservance de la précaution que nous signalons a été la cause incontestable de l'aggravation de la maladie.

Observation I.— Un jeune homme habitant Passy, village situé dans la Haute-Savoie, sur les flancs de la vallée de l'Arve, à 600 mètres d'altitude, vint nous consulter au mois d'Août 1883. Agé de 29 ans, sans antécédents héréditaires, il avait habité Lyon pendant 8 ans, y exerçant la profession de boulanger. Pendant six années, sa santé avait été bonne, lorsque, au mois de novembre 1881, il eut une bronchite dont il fut longtemps à se remettre. Depuis ce moment ses forces diminuèrent, et il était revenu à son pays natal, à Passy, depuis quelques mois.

A l'examen, nous constatons chez ce malade les signes d'une tuberculose pulmonaire au début : submatité dans la fosse sus-épineuse droite, avec affaiblissement du murmure respiratoire ; matité à gauche dans les fosses sus et sous-épineuses, avec râles fins disséminés. Le malade n'avait pas eu d'hémoptysies, mais, pendant ces deux derniers hivers, il avait eu de la fièvre et de la toux presque continuellement, des sueurs nocturnes et une grande faiblesse l'empêchant de travailler.

Ce malade, très intelligent, nous dit que, depuis son retour à la montagne, son état s'est beaucoup amélioré, que ses nuits sont moins mauvaises, son appétit meilleur, et qu'il se sent moins affaibli. Nous conseillons quelques précautions hygiéniques et l'usage du phosphate de chaux, avec badigeonnages de teinture d'iode.

L'année suivante, nous le revîmes au mois de Juin 1884 ; l'hiver avait été bon, il était plus fort, moins amaigri, et il formait le projet d'aller, pendant l'été, garder les troupeaux dans la montagne. En l'auscultant, nous vîmes cependant que les lésions pulmonaires étaient toujours les mêmes, et qu'il restait au sommet gauche des signes de catarrhe chronique. Malgré nos conseils, cet homme partit dans la montagne et séjourna pendant deux mois à une altitude dépassant 2000 mètres. Mais, au bout de ce temps, il revenait à Passy dans le plus mauvais état, avec une fièvre continue et tous les signes d'une poussée inflammatoire occupant les deux tiers du poumon gauche. La maladie fit des progrès rapides et le malade ne tarda pas à succomber.

C'est certainement le passage trop brusque et inopportun, d'une faible altitude à une altitude trop élevée, qui aggrava l'état de ce malade, dont les lésions paraissaient s'atténuer depuis son retour à la montagne. Suivant les troupeaux jusqu'à la hauteur des neiges, il avait été soumis à l'action d'un air trop vif et trop froid.

Observation II. — Cette observation concerne un homme de 34 ans, habitant la ville de Sallanches, dans la vallée, où il était marié depuis 12 ans. Cordonnier, vivant dans une échoppe humide et privée d'air, mal nourri, il devint tuberculeux, et, lorsque nous le vîmes, au mois de Juin 1884, il présentait les symptômes d'une infiltration tuberculeuse au sommet gauche, était affaibli, amaigri, ne mangeait plus, et avait des sueurs nocturnes très abondantes.

Pendant l'hiver qui suivit, il vécut dans de meilleures conditions d'hygiène, et, malgré une poussée inflammatoire, son état général s'améliora: l'appétit était devenu meilleur, et, à l'auscultation, on n'entendait au sommet gauche qu'un souffle rude, sans râles périphériques. Il passa deux mois au village de Saint-Gervais, et ce séjour lui fut très favorable. Mais, au mois de septembre, malgré nos conseils, il montait dans la montagne pour y hiverner chez ses parents habitant un village, à 1800 mètres d'altitude, de plus, très exposé aux vents. Un mois après, il succombait à une pneumonie aiguë.

D'après la marche et l'état des lésions chez ce malade, nous pouvons dire que c'est le déplacement inopportun qui a précipité la mort.

Il y a donc inconvénient à transporter brusquement un phtisique d'un climat de plaine à un climat d'altitude élevée, et il faut, comme le prescrit M. Jaccoud, pour l'habitat des hautes altitudes, la possession préalable de l'accoutumance.

L'air des hauteurs a, sur les organes respiratoires une action excitante à laquelle il faut qu'ils soient préparés, sinon, et surtout chez les sujets qui présentent une tendance à l'inflammation, on produira des poussées inflammatoires.

M. G. Sée a signalé ce danger, et après avoir cité l'augmentation de fréquence des respirations sous l'in-

fluence de l'air des montagnes, il écrit: « Au bout d'un
« certain temps, les respirations deviennent normales et
« conservent probablement plus d'énergie musculaire
« respiratoire ; toutefois *les poumons sont distendus par*
« *le sang, et peut-être y a t-il quelque danger de con-*
« *gestion.* »

La congestion se fera, comme nous le verrons plus
loin et comme il est facile de le prévoir, si le sujet phtisique a des lésions pulmonaires très étendues, s'il est
sujet, de par son individualité, à des épisodes aigus, en
un mot si son affection a le caractère floride ou éréthique.
Mais elle se fera surtout aussi si la transition de climat
est trop brusque, si le malade a été transporté à une
altitude trop élevée sans accoutumance préalable.

La congestion sera moins imminente si l'individualité
du malade imprime à ses lésions un caractère torpide,
mais aussi, et surtout, si avant de l'envoyer habiter à
2000 mètres d'altitude, deux ou trois jours après avoir
quitté Paris, ou toute autre ville de plaine, on lui fait
subir un stage en le faisant habiter à des altitudes inter-
médiaires de 800, de 1000, de 1500 mètres.

De ce qui précède, il faut conclure aussi, avec M. Jaccoud, que, outre l'accoutumance, il faut encore faire
entrer en ligne de compte la considération du *mode fonc-*
tionnel de l'affection pulmonaire.

C'est encore un point très important.

« Quelle que soit la période de l'affection, quelles que
« soient ses allures et ses lésions, si l'individualité du
« patient lui imprime le caractère floride ou éréthique, il
« ne faut pas songer aux climats d'altitude ; ils aggravent
« les accidents, en produisent de nouveaux, de l'excitation
« nerveuse, de la fièvre, de l'insomnie. Ces climats ne
« conviennent qu'aux sujets à réactions torpides. »
(Jaccoud).

Combien de fois nous sommes-nous rappelé ces pa-
roles, en voyant mourir rapidement des habitants des
montagnes, émigrés vers les grandes villes et revenus
phtisiques au pays natal; leurs lésions s'aggravaient à
l'air des montagnes parce que leur modalité morbide
n'était pas favorable à l'habitat d'altitudes, tandis que
nous en avons vu beaucoup d'autres qui y retrouvaient
les forces et la santé.

Nous avons vu, à Saint-Gervais, deux jeunes filles
d'une même famille, d'âge peu différent, qui, après avoir
quitté la montagne pour servir à Paris et à Lyon, étaient
revenues phtisiques (leur mère était morte tuberculeuse).
L'une a succombée peu de temps après son retour à une
succession d'accidents pulmonaires inflammatoires;
l'autre, dont l'affection n'était pas moins avancée, mais
qui avait un caractère plus torpide, s'est améliorée à ce
point que, au bout de 18 mois, elle a pu faire, sans inconvénient, un service assez pénible dans un hôtel.

— L'étendue des lésions pulmonaires est encore une
condition dont il faut tenir compte; M. Jaccoud admet
que le climat d'altitude est contre-indiqué si les lésions
pulmonaires sont bilatérales et profondes. En ce qui concerne les lésions bilatérales, nous ne saurions admettre
une contre-indication absolue, car nous avons vu des cas
qui prouvent que le climat d'altitude est favorable, même
chez les sujets atteints de lésions bilatérales, à la condition qu'elles ne soient pas trop étendues. D'un autre côté,
il est évident que le climat d'altitude est aussi contre-
indiqué à la phase consomptive de l'affection pulmonaire.

— La plupart des auteurs admettent que le catarrhe
initial, qui accompagne et devance souvent les premières
formations tuberculeuses, ne contre-indique pas le climat d'altitude; il est même, d'après M. Jaccoud, une
indication de son emploi.

Il en est de même du catarrhe plus tardif qui dénote le ramollissement des tubercules, même s'il est permanent. D'après nos observations, c'est surtout à ces deux périodes que l'habitat d'altitude est favorable, mais à la condition de tenir compte de la susceptibilité individuelle du malade aux accidents inflammatoires, et de proportionner l'altitude à cette susceptibilité.

— Presque tous les auteurs sont aussi d'accord pour reconnaître que l'hémoptysie et la tendance aux hémoptysies fréquentes, sont très heureusement influencées par l'habitat d'altitudes.

Nous avons donné l'explication de ce fait, et, dans une communication à la *Société française d'Hygiène* (11 décembre 1885), nous avons cité des exemples à l'appui (1).

Nous citerons encore le fait suivant :

Un jeune homme, originaire d'un des villages montueux de la Haute-Savoie, étant allé habiter Genève, s'y maria avec une jeune fille qui, après deux ans de mariage, mourut phtisique. Le mari fut à son tour atteint, et il revint à son village natal, situé à 1200 mètres d'altitude. Au moment de son départ de Genève, il avait, depuis trois semaines, des hémoptysies journalières, abondantes, qu'aucun traitement n'avait pu faire cesser, et qui disparurent le lendemain même de son arrivée dans la montagne. Il eut encore quelques crachats sanglants pendant cinq à six jours, puis il resta plusieurs mois sans aucune hémorrhagie.

Nous avons aussi constaté cette action antihémoptoïque de l'air d'altitude chez des sujets de race arthritique, atteints de cette forme de congestion pulmonaire, avec

---

(1) De l'influence de l'air d'altitude sur les hémorrhagies pulmonaires. Journal d'Hygiène, 1885-1886.

hémoptysie, sur laquelle M. Huchard (1) a appelé l'attention. Toujours l'habitat d'altitude faisait disparaître ces congestions et les hémoptysies qui les accompagnaient.

Mais, dans ce cas encore, et pour les raisons que nous avons déjà énoncées, il faut l'accoutumance du malade à l'air d'altitude, car, à une altitude élevée, pendant les premiers jours de séjour, les poumons sont congestionnés et l'anémie viscérale n'est que consécutive.

— Nous croyons avoir complètement énuméré les diverses indications et contre-indications de l'emploi du climat d'altitude dans le traitement de la phtisie, et avoir bien établi qu'il ne saurait être appliqué indistinctement et d'une manière générale à toutes les formes de cette maladie, à toutes ses périodes, et à tous les phtisiques.

Pour résumer les contre-indications, nous dirons que le climat d'altitude ne doit pas être employé :

1° Lorsque le phtisique est un sujet nerveux, facilement excitable.

2° Lorsque l'affection revèt la forme floride ou éréthique, avec tendance aux poussées inflammatoires.

3° Lorsque les lésions sont très étendues.

4° Lorsque la phtisie est arrivée à la phase consomptive.

Nous insisterons encore sur la nécessité de l'acclimatement progressif du malade, sur la nécessité de le faire séjourner à des altitudes moyennes avant d'habiter une altitude élevée. Aujourd'hui que les stations de l'Engadine jouissent d'une vogue si grande, on n'observe peut-être pas assez cette précaution, et si, sur les 75 cas de la statistique de Weber, reproduite dans l'ouvrage

(1) Union médicale, 1883.

de M. G. Sée, on constate 14 résultats douteux et 15 aggravations; nous sommes convaincus que ces derniers cas sont dus à la non observation de cette précaution, parce que nous avons observé des faits qui en prouvent l'utilité.

Nous avons dans nos Cévennes, nos Pyrénées et nos Alpes Françaises, des stations de montagnes qui peuvent être utilisées pour graduer le traitement climatérique, le proportionner aux conditions morbides du malade.

Nous citerons, pour ne parler que de la région des Alpes:

Charnex	à 626	mètres d'altitude.
Monnetier	à 712	—
Saint-Gervais	à 864	—
Glion	à 914	—
Les Avants	à 979	—
Salliaz	à 1051	—

Toutes stations, avec tant d'autres, qui reçoivent chaque année, et même pendant l'hiver, un certain nombre de résidents. M. Jaccoud a appelé l'attention sur l'utilité que pourraient avoir les stations d'altitude moyenne, qu'il nomme *stations de suppléance*. Elles existent, il ne reste qu'à s'en servir.

Beaucoup d'auteurs ont insisté sur la nécessité des résidences fixes, hiver comme été, et on a signalé les inconvénients qui résultent de déplacements trop fréquents, lesquels nécessitent en effet chaque fois un acclimatement nouveau, c'est-à-dire une nouvelle perturbation de la circulation et de la respiration. Mais la résidence d'hiver a ses inconvénients à de hautes altitudes comme Davos, St-Moritz; M. Cazenave de la Roche a signalé les dangers de l'encombrement forcé, pendant l'hiver, à cause du froid et des neiges, dans des salles communes surchauffées, et il s'est élevé contre cette coutume au nom de la doctrine bacillaire. Joignons y la difficulté des sorties au grand air, la facilité aux refroidissements, etc.

On pourrait utiliser, pour l'hiver, les stations d'altitude moyenne, et le malade n'y perdrait rien puisqu'il ne quitterait pas le climat de montagne, et puisqu'on a reconnu qu'à partir de 800 mètres la vie microphytaire est compromise.

Il y a d'ailleurs avantage à disperser les phtisiques, et nous serions disposé à croire, comme on l'a dit, que les stations de phtisiques, finissent par perdre leur immunité et leur action favorable en raison de leur encombrement.

IV. — *De l'action des climats d'altitude sur la marche de la phtisie pulmonaire.*

Nous avons dit que, dans certains cas que nous avons précisés, le climat d'altitude aggrave et accélère la marche de la tuberculose pulmonaire; nous avons observé des cas de cette nature, et nos confrères qui exercent dans la montagne, nous ont souvent dit avoir été témoin de l'aggravation de la maladie chez des habitants revenant des villes à leur pays natal.

Mais lorsque l'habitat d'altitude est indiqué par l'individualité du sujet, par la modalité de son affection, il est incontestable que les résultats obtenus méritent toute l'attention et ont une réelle importance.

Quoique le champ de nos observations ne s'élève pas au delà d'une altitude de 1800 mètres, nous avons observé des cas d'amélioration, d'arrêt, nous pourrions même dire de guérison de la phtisie pulmonaire, qui seraient encore plus nombreux si les sujets de ces observations, au lieu d'être des montagnards qui manquent le plus souvent des premiers éléments d'une bonne hygiène générale et alimentaire, avaient été des malades comme ceux de Davos ou autres lieux privilégiés, pouvant s'accorder l'indispensable et le superflu.

Nous citerons seulement trois observations parmi celles que nous avons eu l'occassion de recueillir.

Observation I. — La femme L., âgée de 28 ans, native d'un village des montagnes de la Haute-Savoie, a quitté la montagne à l'âge de 18 ans, pour se placer à Paris comme cuisinière. Elle a servi pendant sept ans dans un petit restaurant de marchand de vin, dont la cuisine, en sous-sol, était obscure, humide, mal aérée; elle était mal nourrie, et elle travaillait beaucoup et très tard. A la fin de la dernière année, elle commença à perdre l'appétit, le sommeil, et à voir ses forces diminuer; elle était fatiguée par une toux sèche, avec expectoration rare et difficile. Au mois de décembre 1881, elle fut plus mal, eut une hémoptysie, et quitta son service pour entrer à l'hôpital. Elle en sortit trois mois après, à peu près remise, et reprit du service dans une maison bourgeoise où elle se trouvait dans d'assez bonnes conditions d'hygiène. Elle put y rester près de 18 mois, mais, à cette époque, elle eut une nouvelle hémoptysie, et elle entra encore à l'hôpital où elle resta longtemps en traitement. A sa sortie toujours faible, fatiguée par une toux incessante et des sueurs nocturnes, elle revint à son village natal, situé à 1,100 mètres d'altitude, dans une position très abritée des vents et ensoleillée.

Elle était de retour dans la montagne quand, à ce moment, nous l'avons examinée. Nous constatons un état général très détérioré, grand affaiblissement, digestions pénibles, cependant l'appétit est assez bon, pas de diarrhée.

A la percussion, matité dans les deux fosses sus-épineuses; à gauche, la matité s'étend en arrière jusqu'à la pointe de l'omoplate. A l'auscultation, à droite, résonnance marquée de la voix, expiration prolongée; à gauche, souffle au sommet, râles humides et sous-crépitants.

Il existait certainement un dépôt tuberculeux au sommet du poumon gauche, avec travail inflammatoire à la périphérie, et il est probable que le sommet droit était lui-même atteint dans une certaine mesure. Les antécédents héréditaires étaient favorables, la malade avait antérieurement une bonne constitution. Elle retourna à son village et suivit assez minutieusement les prescriptions que nous lui avions indiquées : badigeonnages de teinture d'iode, lait de brebis, phosphate de chaux, frictions stimulantes, etc.

Nous avons revu cette malade au mois de juillet 1885, c'est-à-dire deux ans après notre premier examen et lors de son arrivée à la montagne; son état général est bon, elle a repris de l'embonpoint et de la fraîcheur, elle peut faire quelques travaux peu pénibles et des courses assez longues dans la montagne, sans beaucoup d'essoufflement; l'appétit est bon, les digestions se font bien, elle ne se plaint d'aucun malaise et n'a eu, dit-elle, qu'un petit rhume au début de l'hiver.

A l'auscultation, à droite, on ne trouve plus qu'un très léger affaiblissement du murmure respiratoire; à gauche, un peu de souffle au sommet, quelques bulles de râles muqueux mais seulement aux inspirations profondes, pas de crépitation. A la percussion, à gauche, une légère diminution de sonorité.

Nous intitulerions ce cas, cas de guérison, s'il ne restait pas une épine qui peut encore être l'origine de nouveaux accidents, vu l'âge de l'affection, mais le résultat n'en est pas moins satisfaisant.

Observation II. — Un garçon d'un des hôtels de Saint-Gervais se présente un jour à notre consultation; il venait nous consulter pour un mal de gorge, lorsque, en l'auscultant, nous fûmes surpris de constater l'existence d'une caverne au sommet du poumon gauche. Cet homme était de moyenne taille, maigre, d'apparence chétive.

Il nous raconta que, autrefois, il habitait à Genève, et que, il y a six ans, il y fut dangereusement malade. Il fut longtemps à l'hôpital où on lui mit plusieurs vésicatoires derrière l'épaule gauche; il en était sorti, toussant toujours, n'ayant pas d'appétit, ayant des sueurs nocturnes, et un médecin de la ville lui avait alors appliqué des pointes de feu. Mais, ne pouvant travailler, il revint au pays, le village de Saint-Gervais, où il se trouvait dans d'assez bonnes conditions d'hygiène, et où il fit grand usage de l'alimentation lactée et de tartines de lard qui, ajoute-t-il, furent pendant longtemps sa meilleure nourriture. A partir de ce moment, il éprouva une amélioration marquée, qui s'est maintenue depuis quatre années.

Notre confrère, le docteur Grosgurin qui avait vu plusieurs fois ce malade, a constaté, comme nous, les lésions du sommet gauche, absolument localisées et sans inflammation périphérique.

Observation III. — Nous voyons chaque année à Saint-Gervais, depuis trois ans, un homme de 36 ans qui, en 1883, présentait au sommet du poumon gauche un noyau de ramollissement volumineux. Il revenait à ce moment de Paris, très affaibli, se rendant compte de sa situation et désespérant de sa vie. Cependant, dès les premiers mois son état général s'améliora, le foyer tuberculeux s'évacua, et aujourd'hui on constate au sommet gauche un souffle caverneux avec pectoriloquie, mais sans aucun signe de travail inflammatoire, et, depuis 1883, aucun nouveau symptôme ne s'est produit, l'état général est bon, et le malade ne se plaint que d'un peu d'anhélation dans la montée et la marche rapide.

Nous croyons pouvoir terminer ce chapitre et cette étude en disant que le traitement climatérique de la phtisie par les altitudes peut, dans certains cas, donner des résultats très favorables. Il mérite une place à côté, et au même rang que le traitement par les climats marins et les climats chauds, comme eux, il répond à des médications particulières et précises.

Nous croyons que, pour une bonne application de ce mode de traitement, il faut faire un choix judicieux parmi les moyens dont on dispose, c'est-à-dire parmi les stations montueuses suivant leur altitude, et qu'il faut aussi, pour un résultat favorable, accorder à la cure la patience et le temps nécessaires.

V. — Le village de Saint-Gervais.

Nous croyons utile de donner quelques renseignements sur cette station de montagnes (1).

Le village de Saint-Gervais est situé dans le département de la Haute-Savoie, sur la pente du Prarion, à l'entrée de la vallée de Montjoie, au pied des premiers escarpements de la chaîne du Mont-Blanc, à 864 mètres d'altitude. Il est abrité des vents du nord par le Prarion, très ensoleillé, et entouré de nombreux bois de sapins.

Pendant l'année 1885, la température moyenne a été :

	MATIN de 7 h. à 8 h.	MIDI	SOIR de 7 h. à 8 h.
Mois de Mars	2° 22 cent.	7° cent.	4° 1 cent.
Mois d'Avril	6 3	11 3	7 2
Mois de Mai	8 5	14 4	8 4
Mois de Juin.....	16	21 1	17 8
Mois de Juillet...	15 4	19 8	19 7
Mois d'Août	17	23 2	18 2
Mois de Septembre	11 1	16 8	13 5

La température n'a pas dépassé 23° centigrades, et pendant sept jours seulement, au mois de Mars, elle est descendue le matin, au dessous de zéro.

La pluie n'est pas habituellement très fréquente, et, en 1885, on compte seulement : 5 jours de pluie en Mars, 5 jours en Avril, 7 jours en Mai, 5 jours en Juin, 4 jours en Juillet, un

---

(1) M. Condurier, curé de Saint Nicolas-le-Véroce et M. Dunant, instituteur à Saint-Gervais, ont bien voulu s'astreindre à noter les températures et l'état du temps ; M. Payen, minéralogiste, a bien voulu aussi nous donner de précieux renseignements, et nous leur témoignons notre vive reconnaissance.

jour en Août et 5 jours en Septembre. Les orages sont rares, et, le plus souvent le ciel est clair, et le soleil baigne les pentes de la montagne.

Le village de Saint-Gervais possède beaucoup d'hôtels et quelques villas où peuvent s'installer des familles ; quelques uns de ces hôtels sont installés pour l'hivernage. On a la facilité de se procurer de bon lait, et même du lait de brebis, et enfin la proximité de l'Etablissement thermal de Saint-Gervais permet de faire un traitement hydrothérapique dans d'excellentes conditions, car cette installation est tout-à-fait complète à l'Etablissement thermal.

Le village de Saint-Gervais est une station estivale très connue et très fréquentée par les habitants du Midi de la France, de Lyon, du Jura, et même beaucoup d'étrangers viennent y résider.

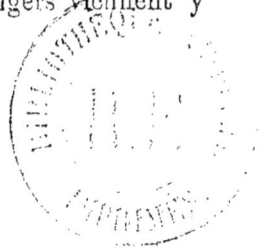

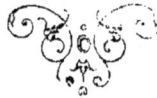

Vichy, Imp. Wallon.